Thomas Romanus

Ich wünsche dir vor allem
Gesundheit

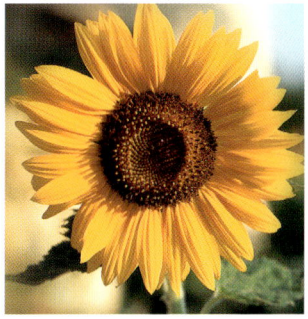

Mit Fotografien von Ulrike Schneiders

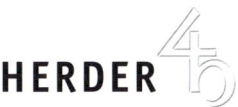

FREIBURG · BASEL · WIEN

Gesundheit ist ein Geschenk

Wenn wir unsere Wünsche auf das Wesentliche reduzieren, steht nicht Erfolg oder Besitz an erster Stelle, sondern die Gesundheit. Sie ist ein Geschenk, das zeigt, wie zerbrechlich und kostbar unser Dasein ist. Ich wünsche dir, dass du deine leiblichen und seelischen Bedürfnisse ernst nimmst. Wende dich dem Leben neu zu.

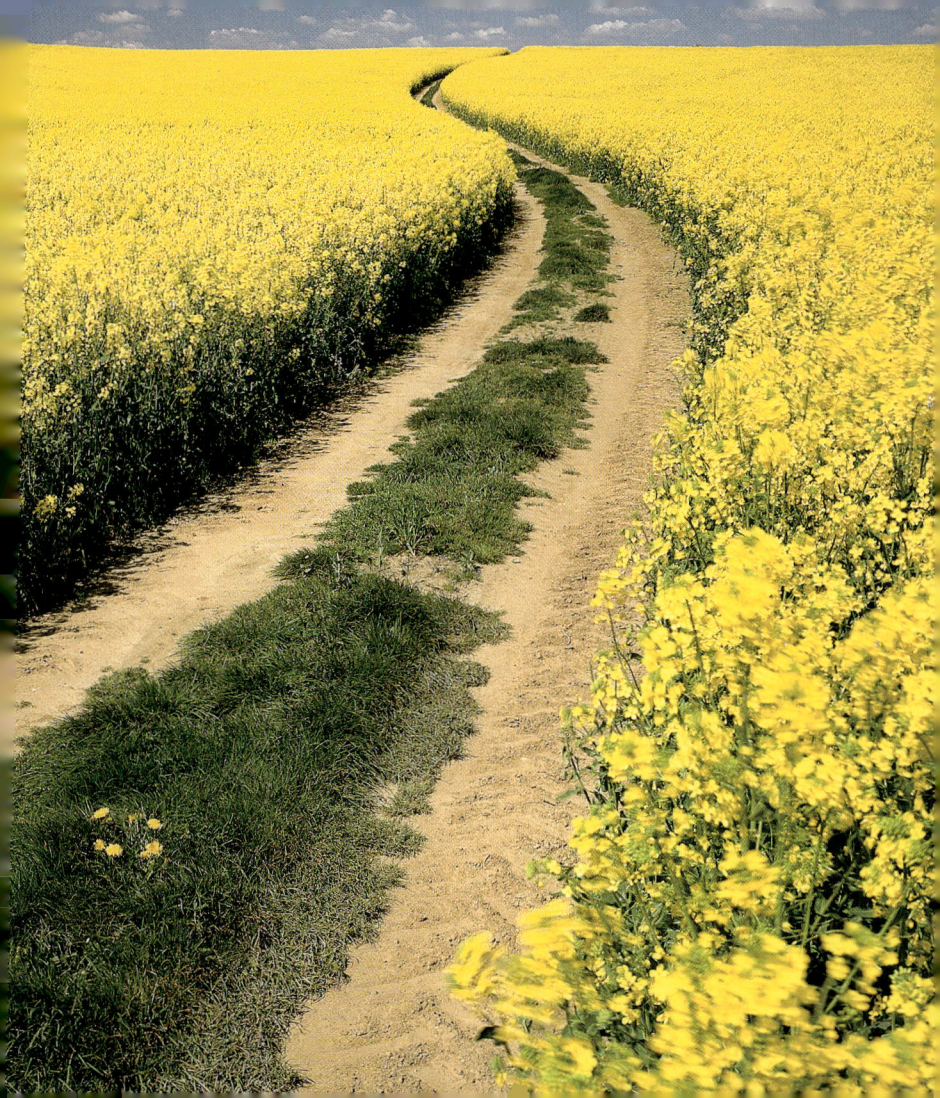

Erkenne deine Grenzen

Es ist nicht leicht, die eigenen Grenzen zu akzeptieren. Sie können uns auf das zurückführen, worauf es ankommt. Ich wünsche dir einen Sinn für die Wirklichkeit, damit du erkennst, welcher Schritt als nächster wichtig ist.

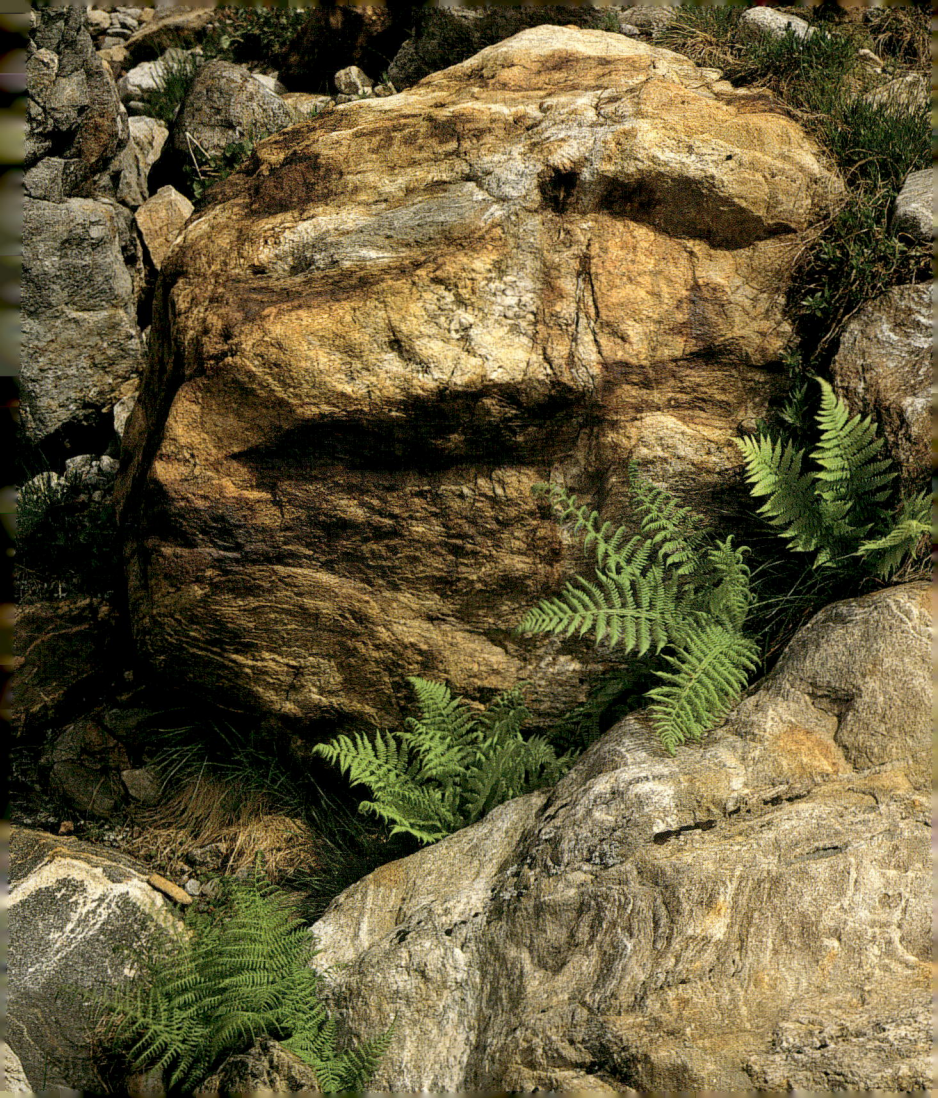

Unterstützung annehmen

Während einer Krankheit erfahren wir uns besonders abhängig von anderen Menschen. Diese Unterstützung dankbar anzunehmen fällt nicht immer leicht. Ich wünsche dir, dass du dich in einer Gemeinschaft verbunden weißt, in der jeder dem Nächsten beisteht und sich auf ihn verlassen kann.

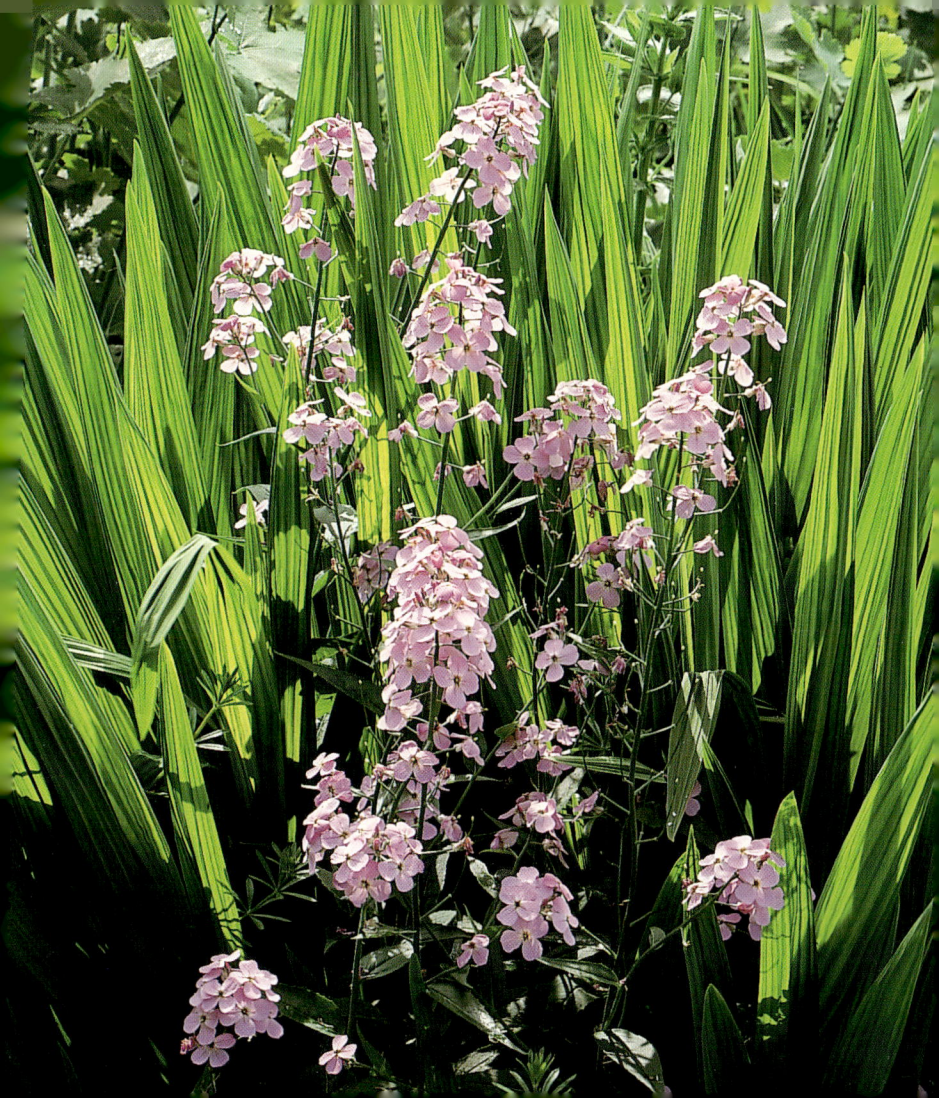

Hab Geduld

Ich wünsche dir Geduld mit dir selbst und Verständnis für deine Mitmenschen. Hab Vertrauen in deine eigenen Kräfte und die Begleitung derer, denen du viel bedeutest. Gibst du dir und anderen eine Chance, kann Ungeahntes wachsen. Du wirst dich wandeln zu dem, der du bist.

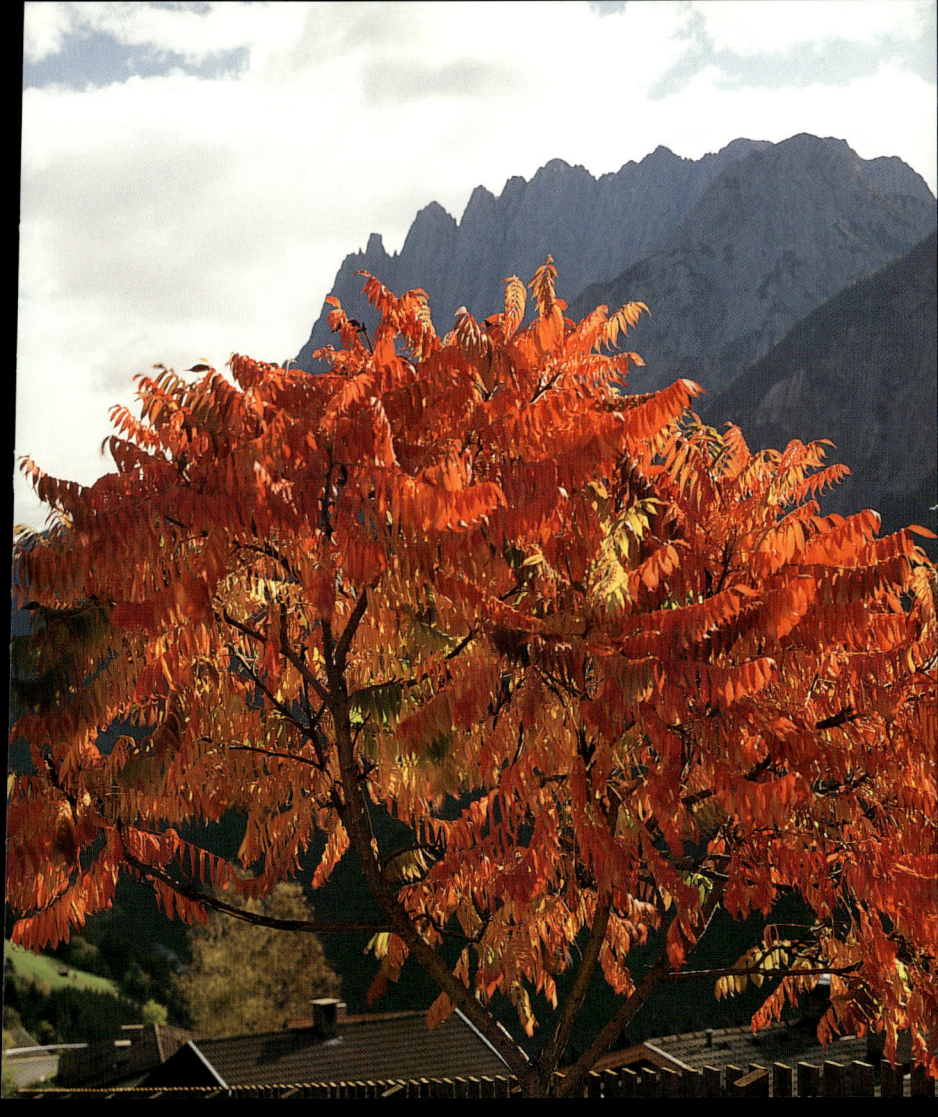

Eine neue Perspektive

Ich wünsche dir Momente, in denen du dein Dasein in einem ungewohnten Licht betrachtest. Vielleicht gewinnst du ein intensiveres Verhältnis zum Leben. Wenn dir die eigene Vergänglichkeit bewusst wird, spürst du die vielfältigen Zusammenhänge zwischen Körper, Seele und Geist.

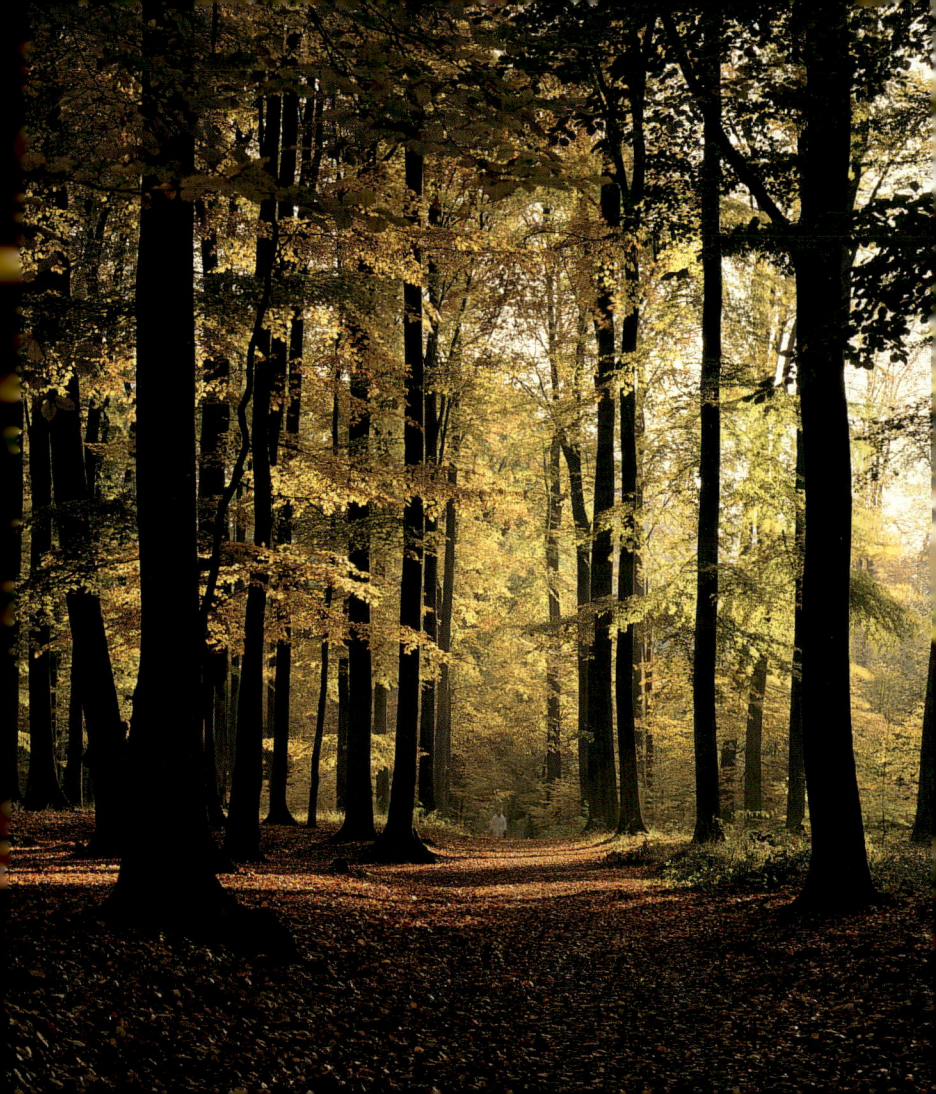

Blick nach innen

Ein Blick nach innen offenbart dir, was dich letztlich trägt. Er kann dir deine Wurzeln aufzeigen, Halt und Zuversicht schenken. Du lernst, wieder an das Leben und die eigenen Fähigkeiten zu glauben. Momente der Besinnung vermitteln dir die Gewissheit, dass es etwas gibt, dem du dich überlassen darfst.

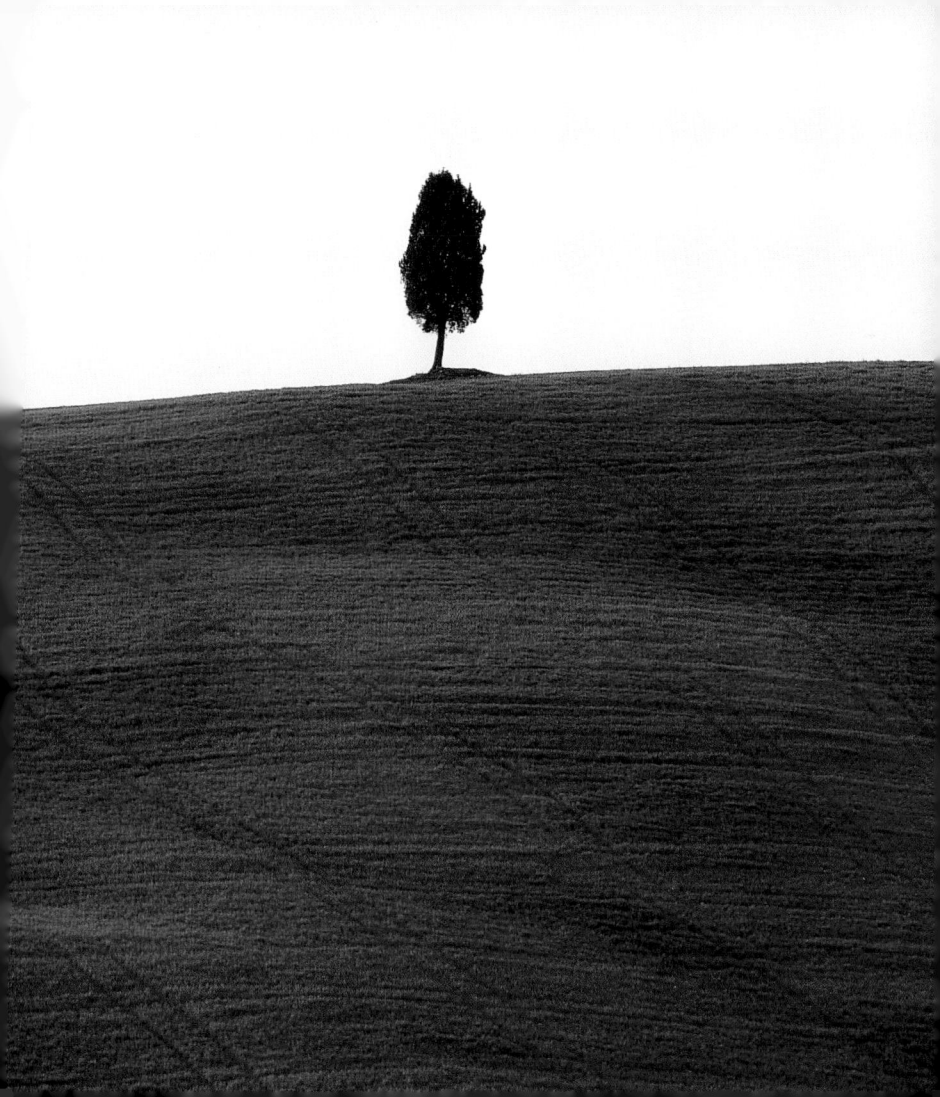

Nichts ist selbstverständlich

Ich wünsche dir, dass du schwierige Zeiten als Herausforderung annehmen und gestalten kannst. Erkenne in ihnen eine Möglichkeit, die dich weiter führt. Nichts im Leben ist selbstverständlich, alles hat seine Bedeutung. Wenn du eine geistig-seelische Inventur bei dir durchführst, erkennst du, wo du stehst.

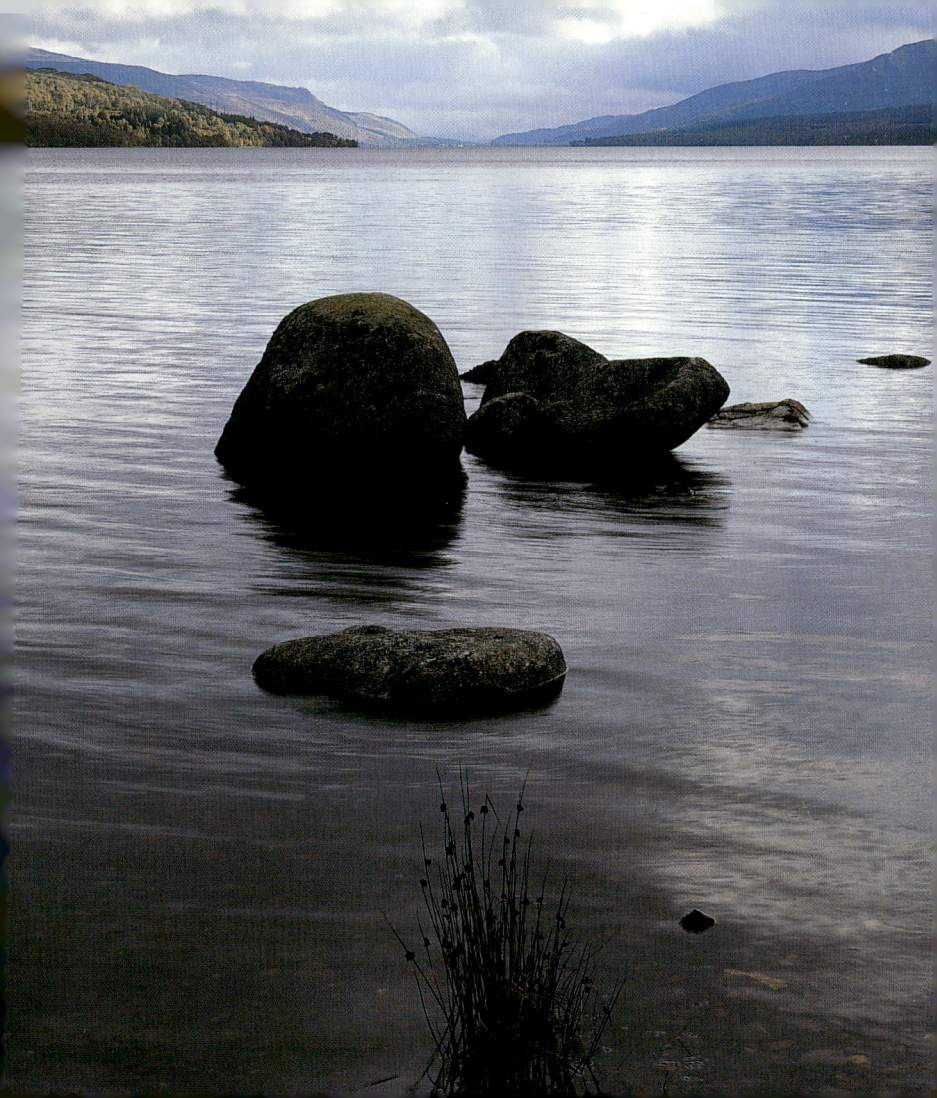

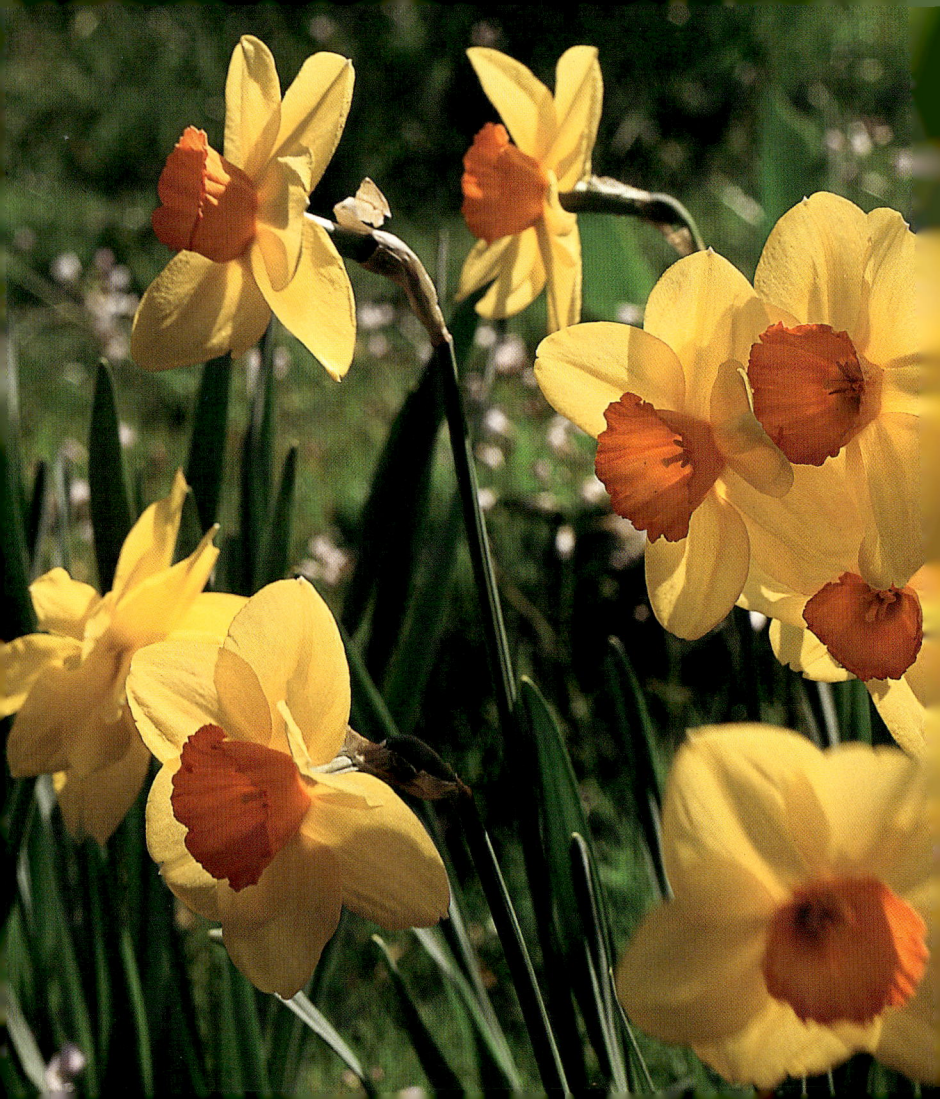

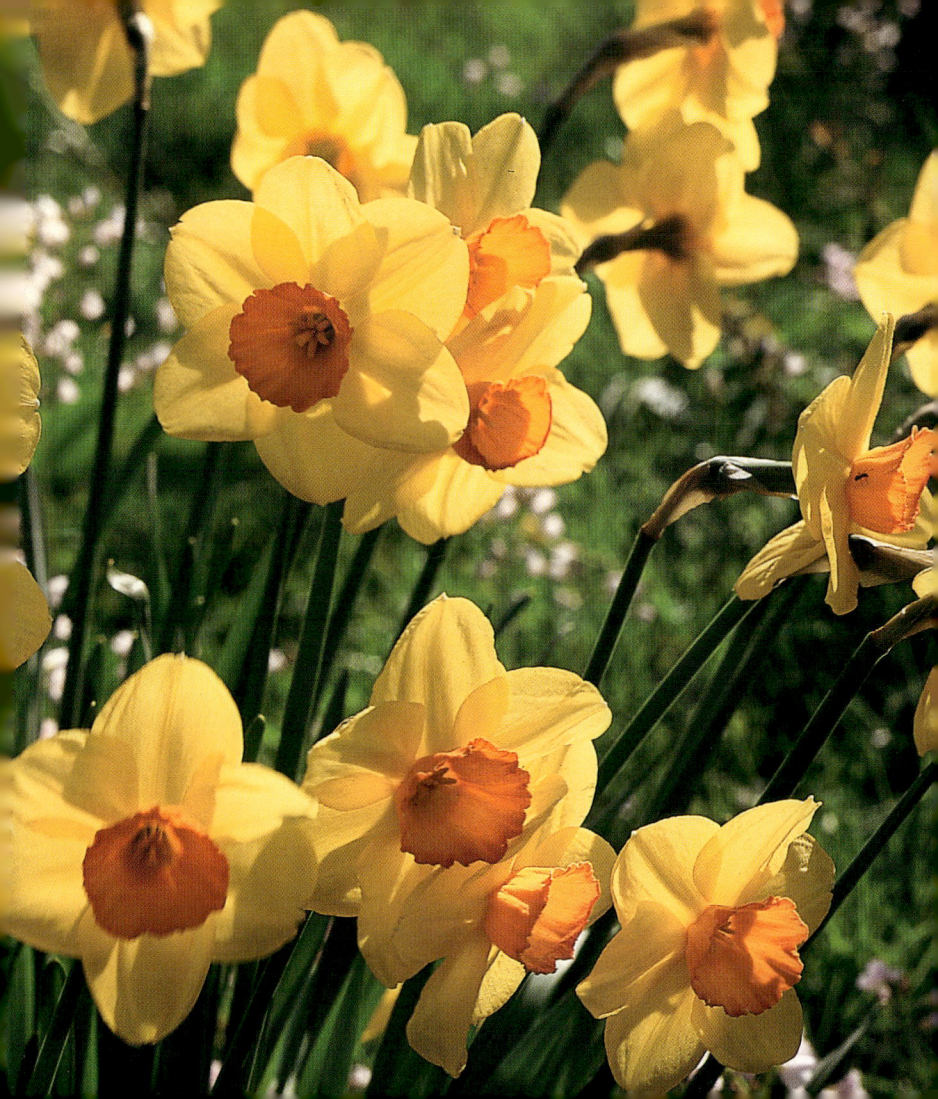

Du bist nicht allein

Ich wünsche dir die Erfahrung menschlicher Nähe. Gespräche ermöglichen eine Begegnung, sie verbinden und ermutigen. Kleine Aufmerksamkeiten zeigen dir, dass es Menschen gibt, die an dich denken. Du bist nicht allein. Bewahre dir die Gabe, Kontakte zu pflegen, um selbst ein Freund zu sein.

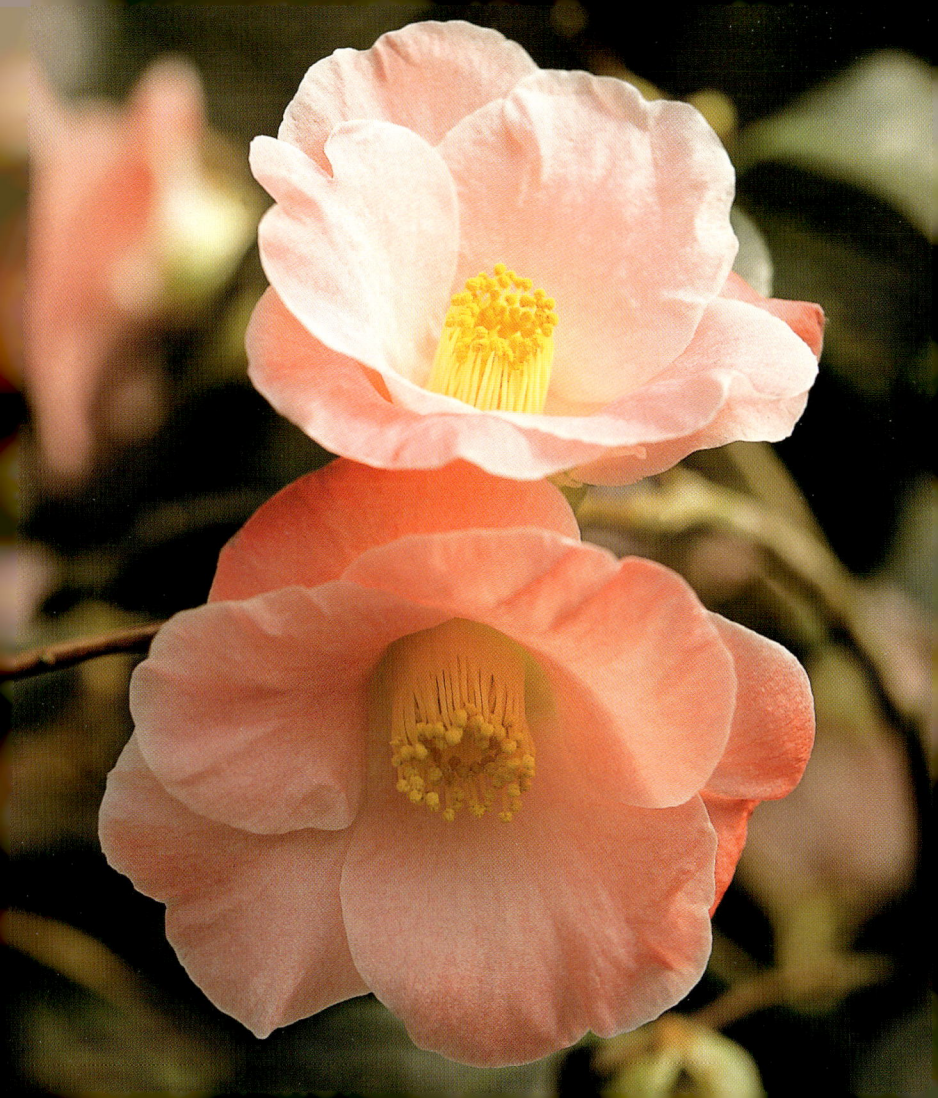

Heitere Gelassenheit

Nicht nur Medizin vermag zu heilen. Um gesund zu werden, ist es wichtig, dem Leben mit einer heiteren Gelassenheit zu begegnen und das Dasein mit allen Kräften zu bejahen. Ich wünsche dir die Kraft, das Unveränderliche zu akzeptieren. Begreife es als Chance. Deine Lebensfreude lässt dich an das Gute glauben.

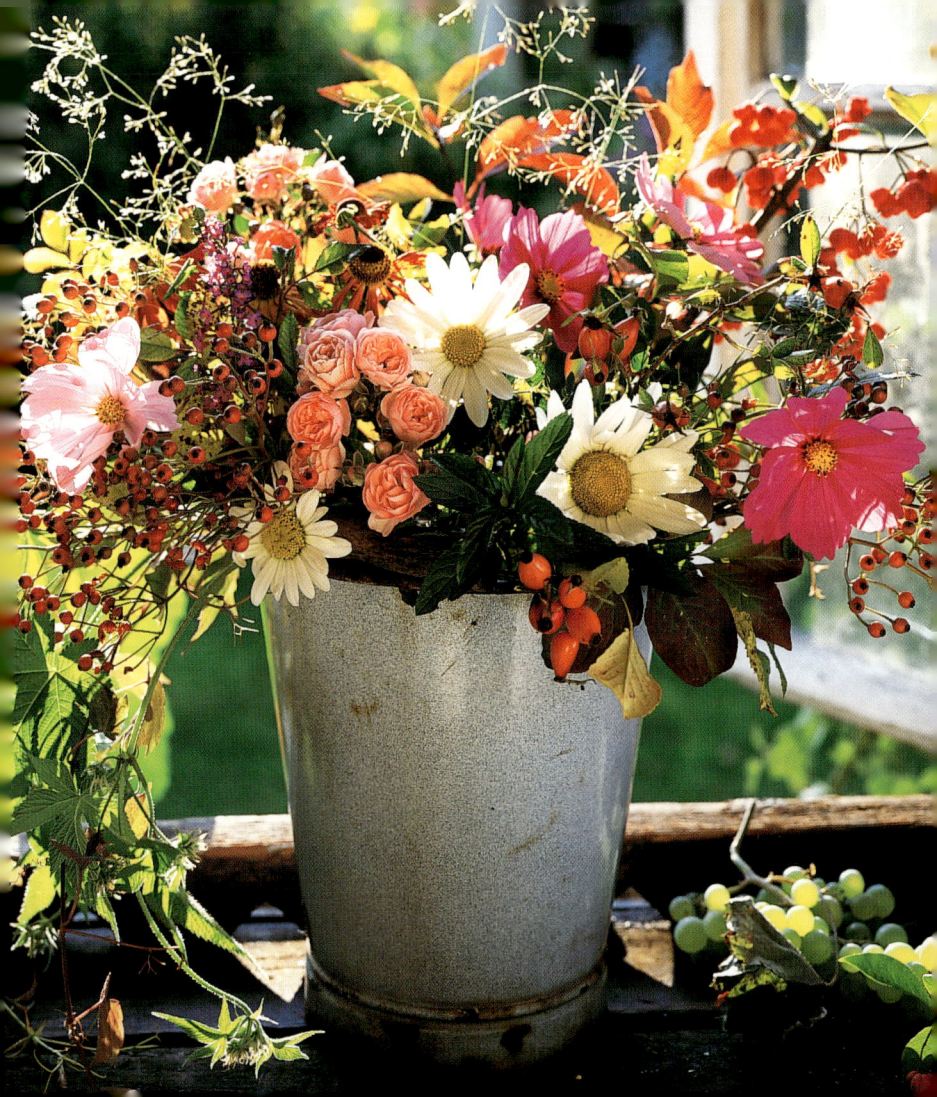

Hoffnung trägt

Eine Hoffnung soll dich erfüllen, die dir trotz negativer Erfahrungen die Freude am Leben erhält und dich fähig macht, die Wahrheit zu verkraften. Wenn du ehrlich vor dir selbst bist, erkennst du nicht nur die Schattenseiten des Daseins. Du entwickelst einen Blick für deine Möglichkeiten und Aufgaben, nimmst Lichtblicke wahr.

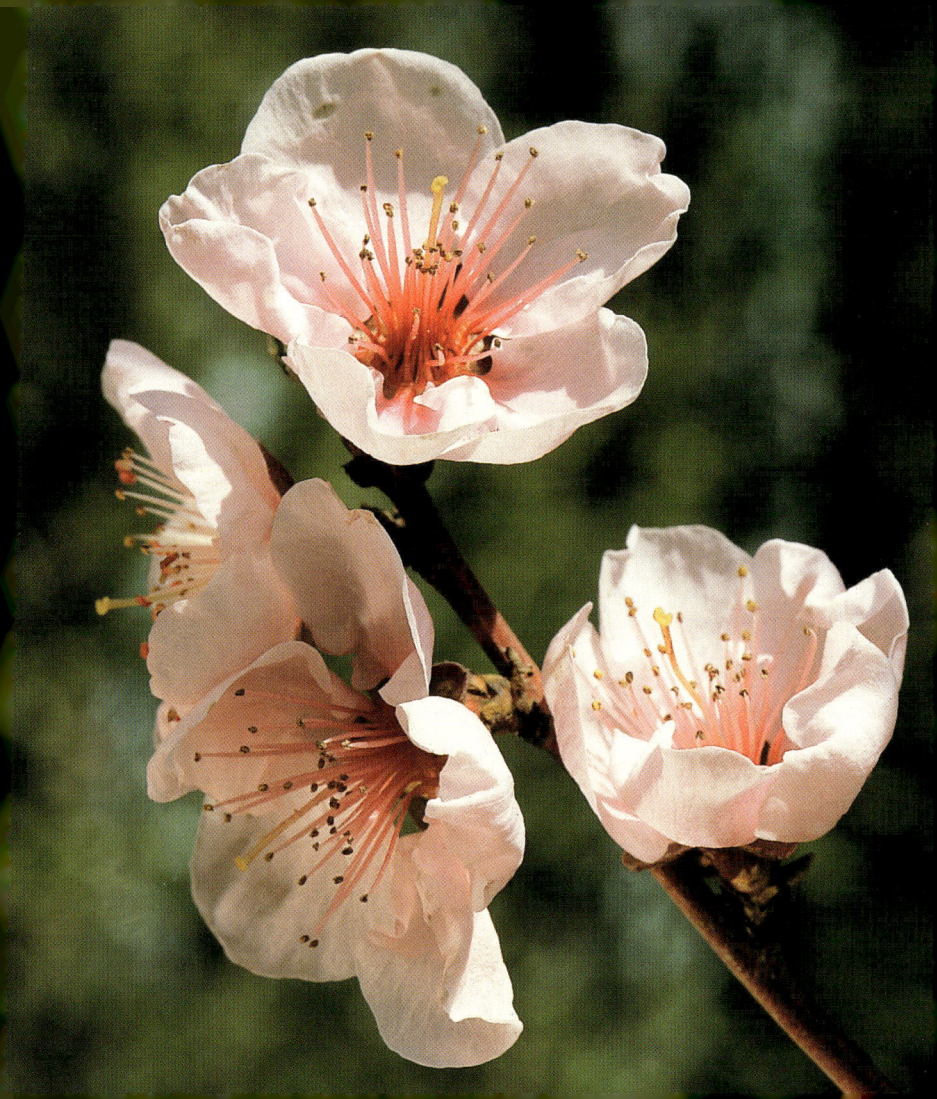

Schmerz annehmen

Jeder durchlebt leidvolle Zeiten, muss sich von Menschen oder Orten trennen und lernen loszulassen. Solche Erlebnisse bringen dich nur dann aus dem Gleichgewicht, wenn du versuchst, sie auszublenden. Nimmst du sie an, erkennst du, was dich durch die Dunkelheit führt.

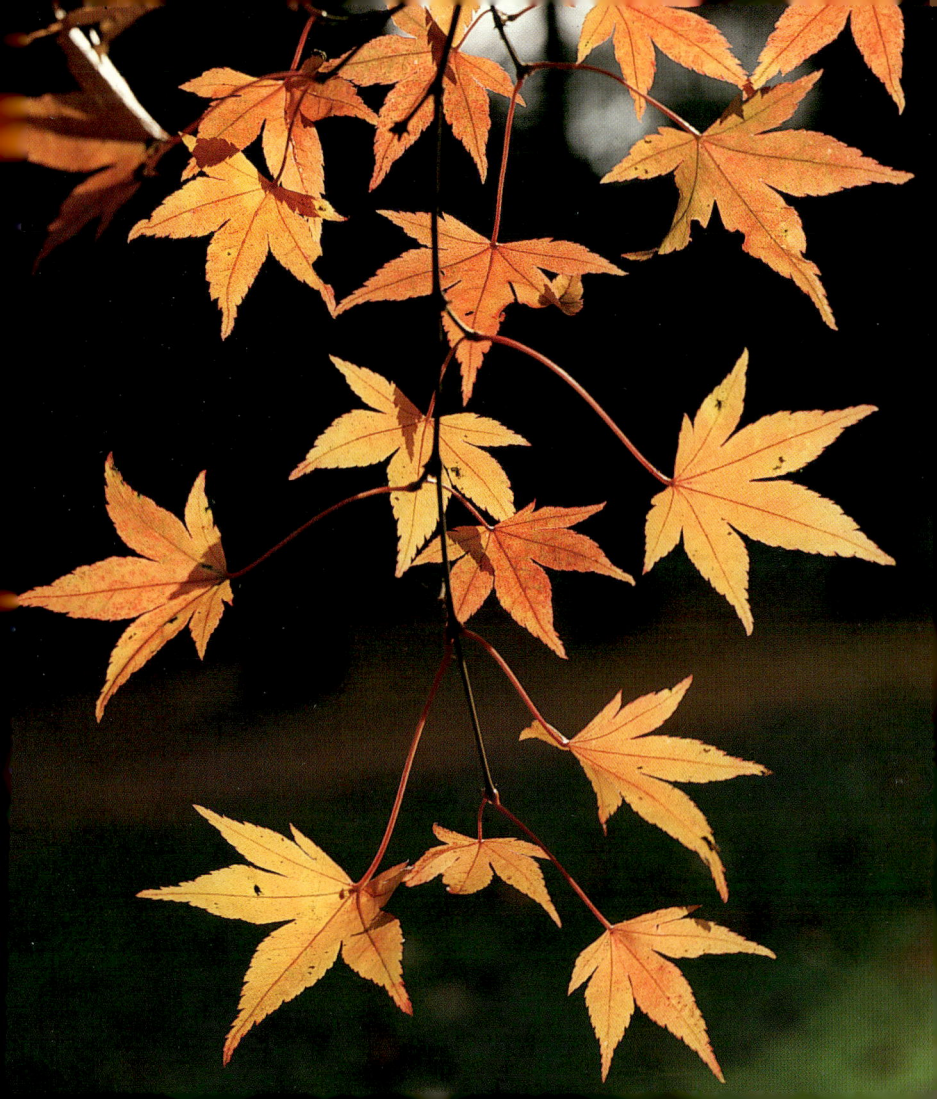

Was gut für dich ist

Wenn du weißt, was für dich selbst gut ist, bist du auch bereit, auf die Bedürfnisse und Wünsche deiner Mitmenschen Rücksicht zu nehmen. Vieles, was dich täglich umgibt, kannst du durch Kleinigkeiten neu gestalten. Achte nicht nur auf deine körperliche Gesundheit, sondern auch darauf, Geist und Seele zu stärken.

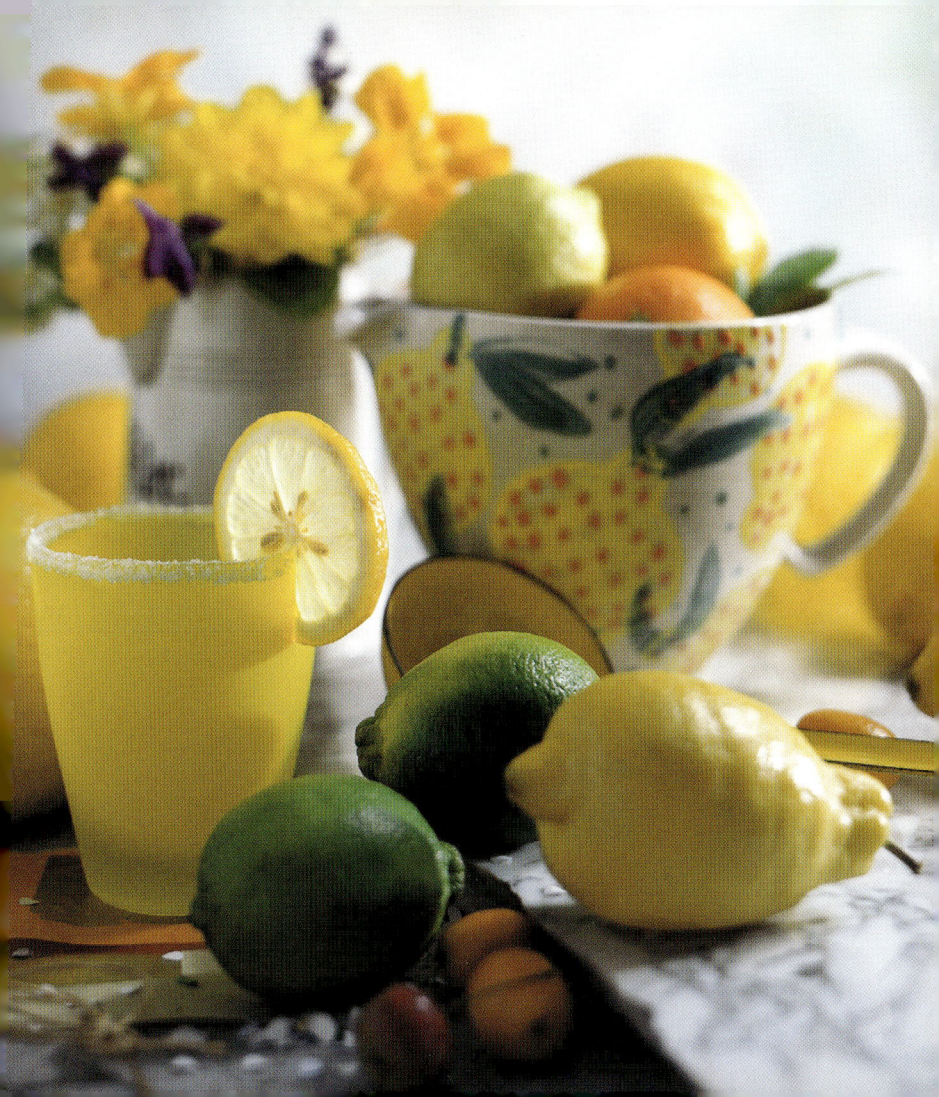

Du bist kostbar und einmalig

Der Wert eines Menschen beruht nicht in seiner Arbeitskraft, sondern in seiner einzigartigen Person mit ihren Eigenschaften und Begabungen. Du bist kostbar und einmalig. Ich wünsche dir Menschen, die dich so annehmen, wie du bist, und dich um deiner selbst willen schätzen.

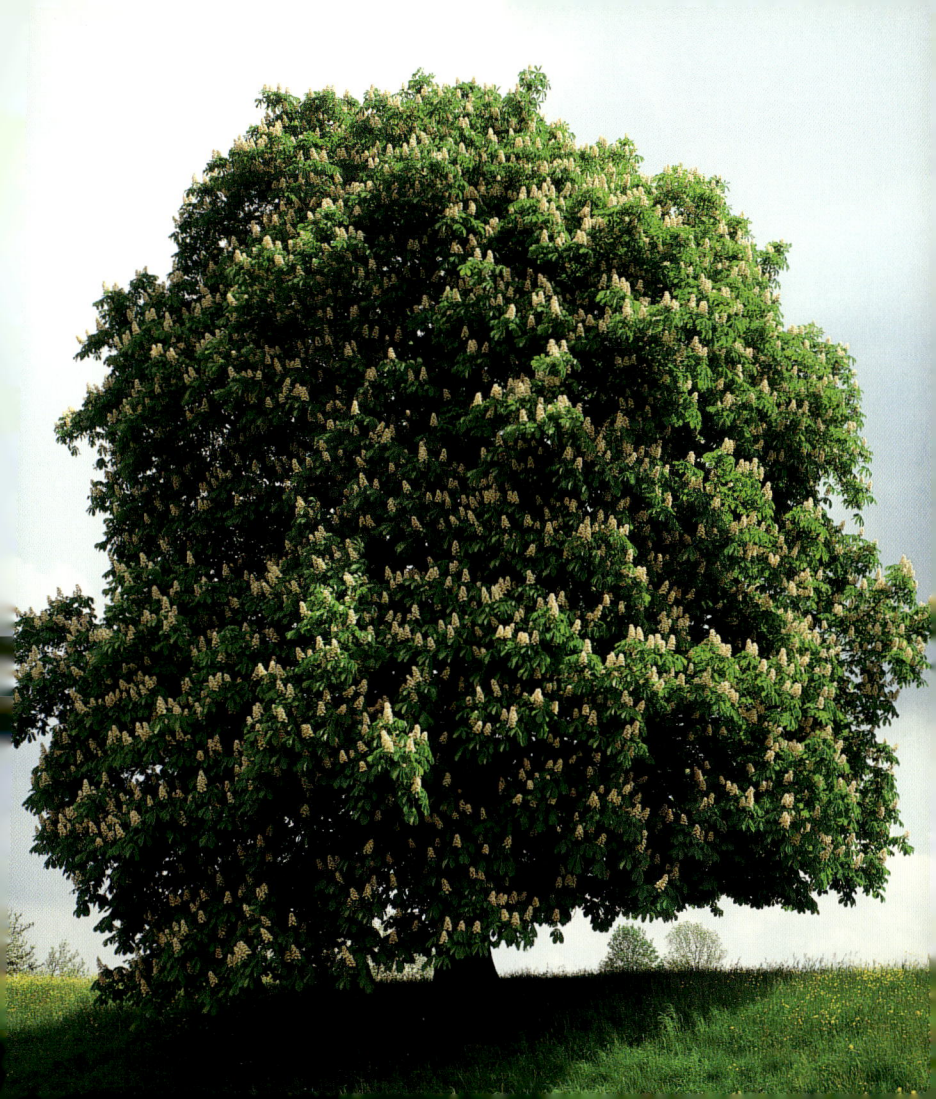

Überfordere dich nicht

Ich wünsche dir, dass du weder dich selbst noch andere überforderst mit Ansprüchen oder Erwartungen. Die Sehnsucht nach dem Vollkommenen ist ein Ideal, das uns Orientierung schenkt. Erhalte dir die Fähigkeit, dich zum Guten hin zu wandeln und andere zu ermutigen.

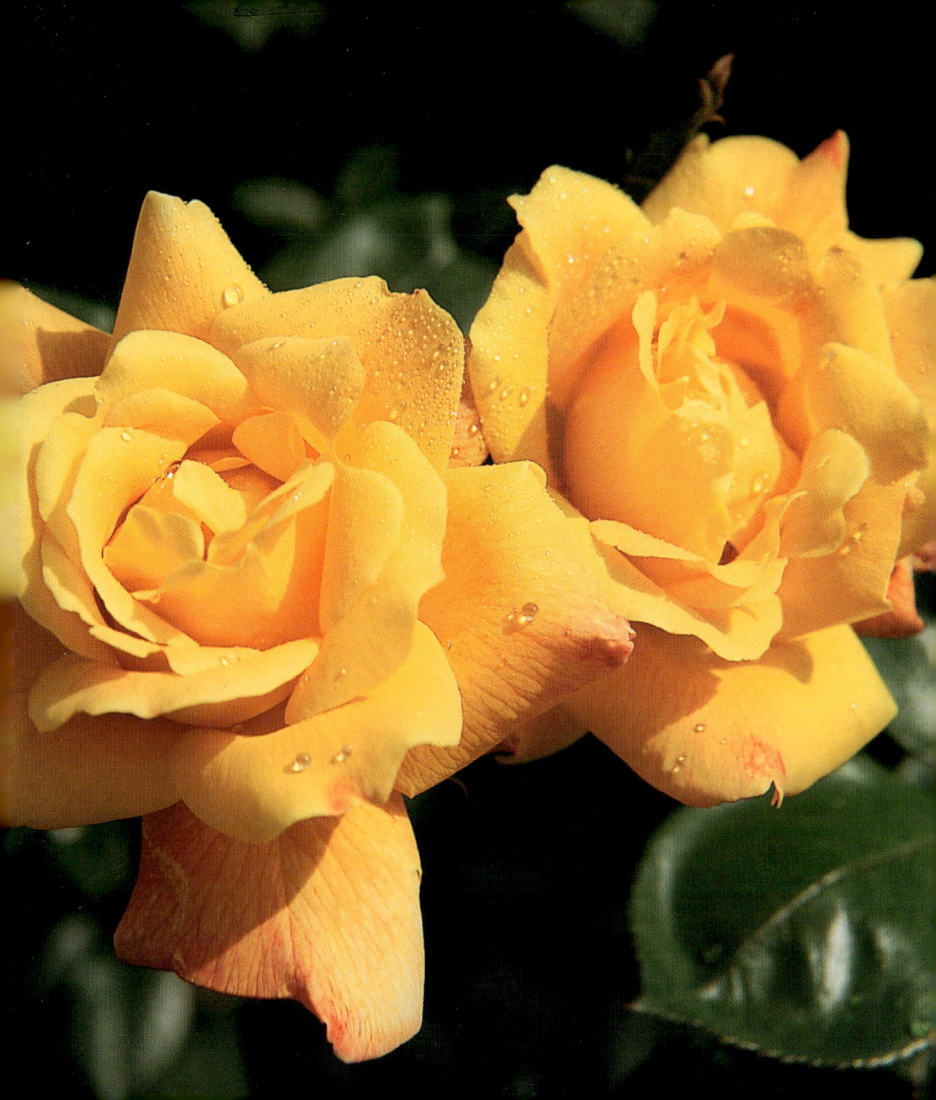

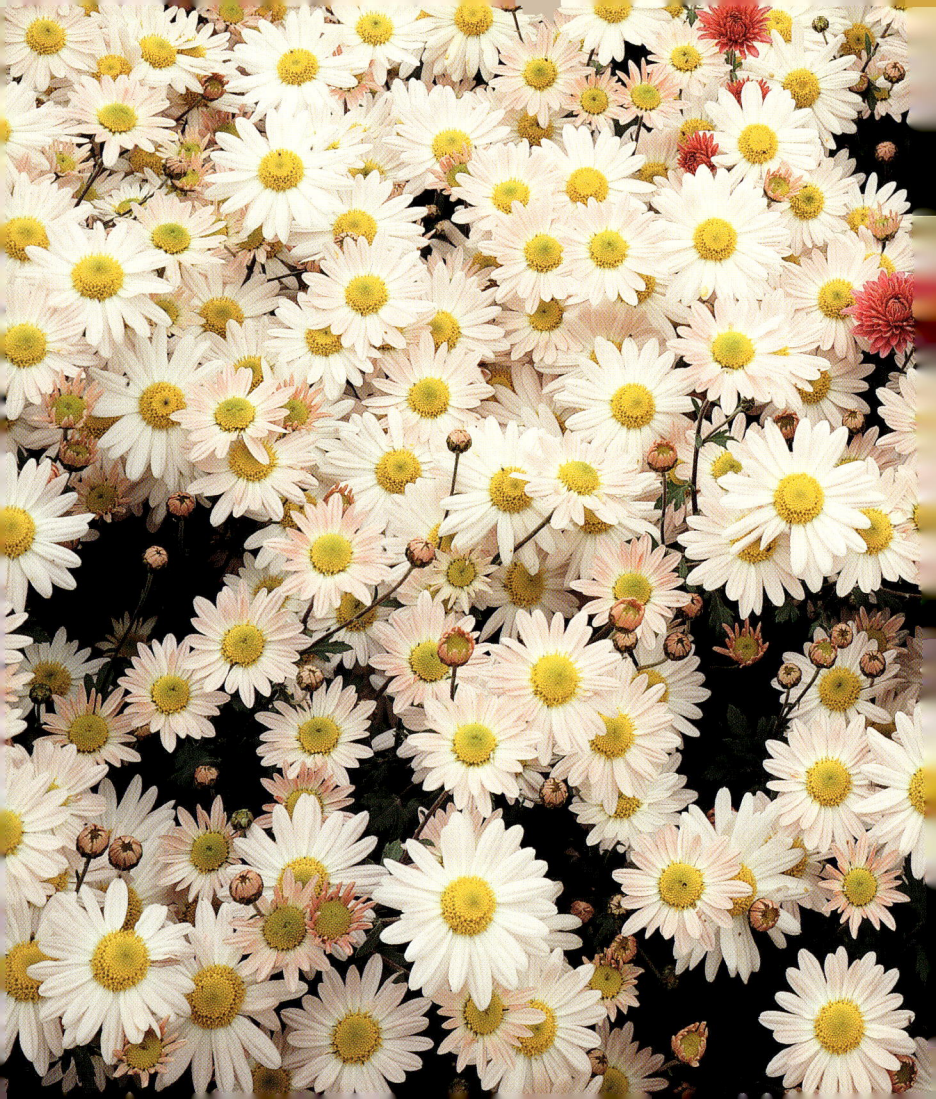

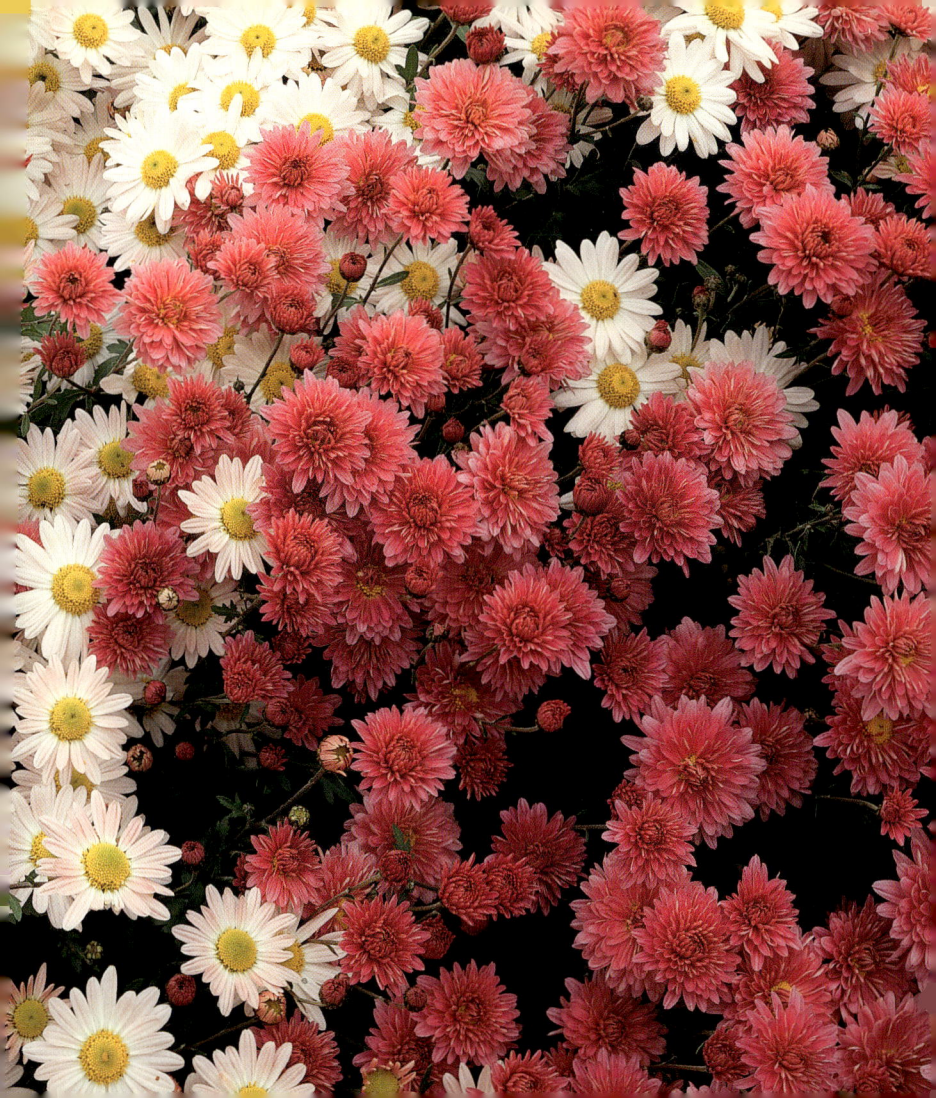

Humor wirkt Wunder

Ich wünsche dir einen Sinn für Humor, so kommst du dem Geheimnis des Glücks näher. Du kannst das Leben annehmen, dich an der Gegenwart freuen, ohne nur für den Augenblick zu leben. Du erfährst, wie viel ein Lächeln bewirken kann, und gewinnst Einblicke in die tieferen Zusammenhänge des Lebens.

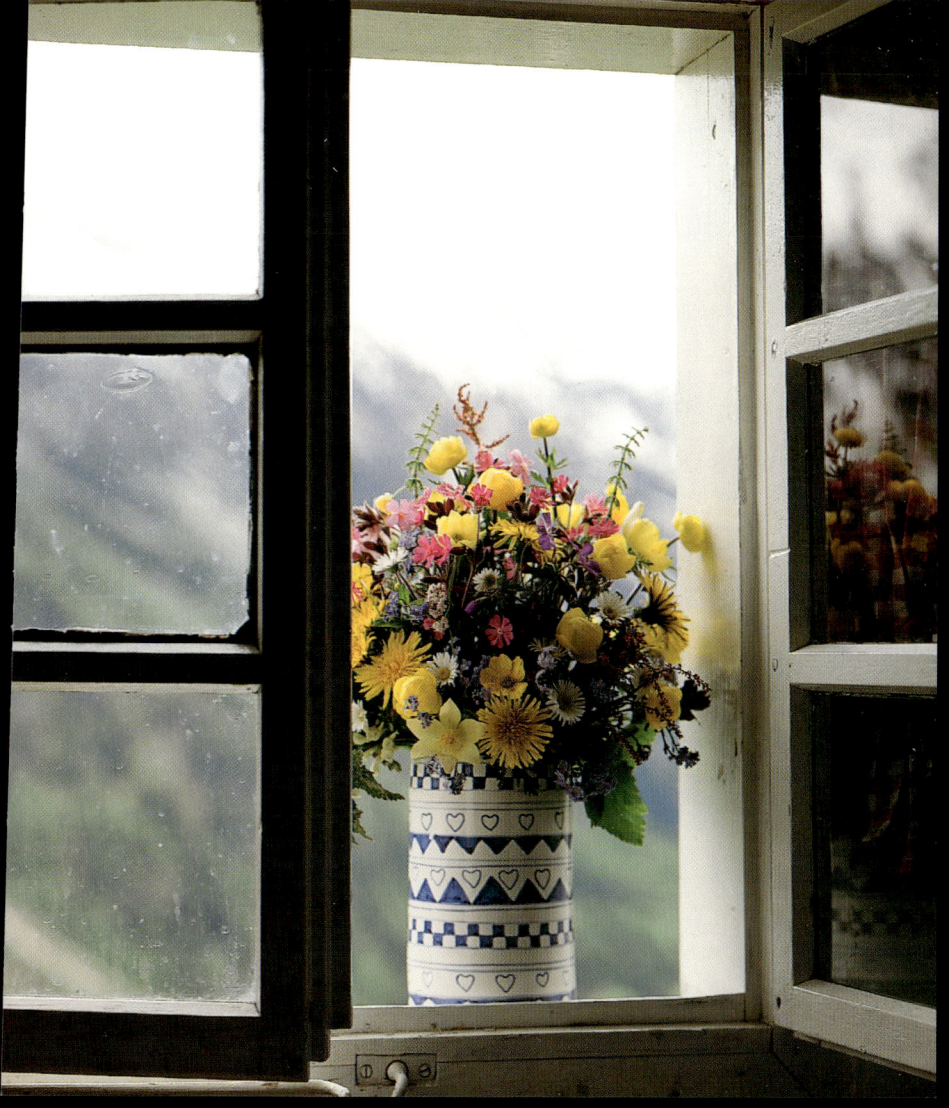

Kleine Aufmerksamkeiten

Eine kleine Aufmerksamkeit eines geliebten Menschen kann dich ermutigen. Ich wünsche dir ein Gespür für das, was jemand in deiner Nähe braucht. Eines der schönsten Geschenke ist die Zeit, die wir miteinander teilen. Die Gegenwart eines Menschen kann mehr bewirken als alles andere.

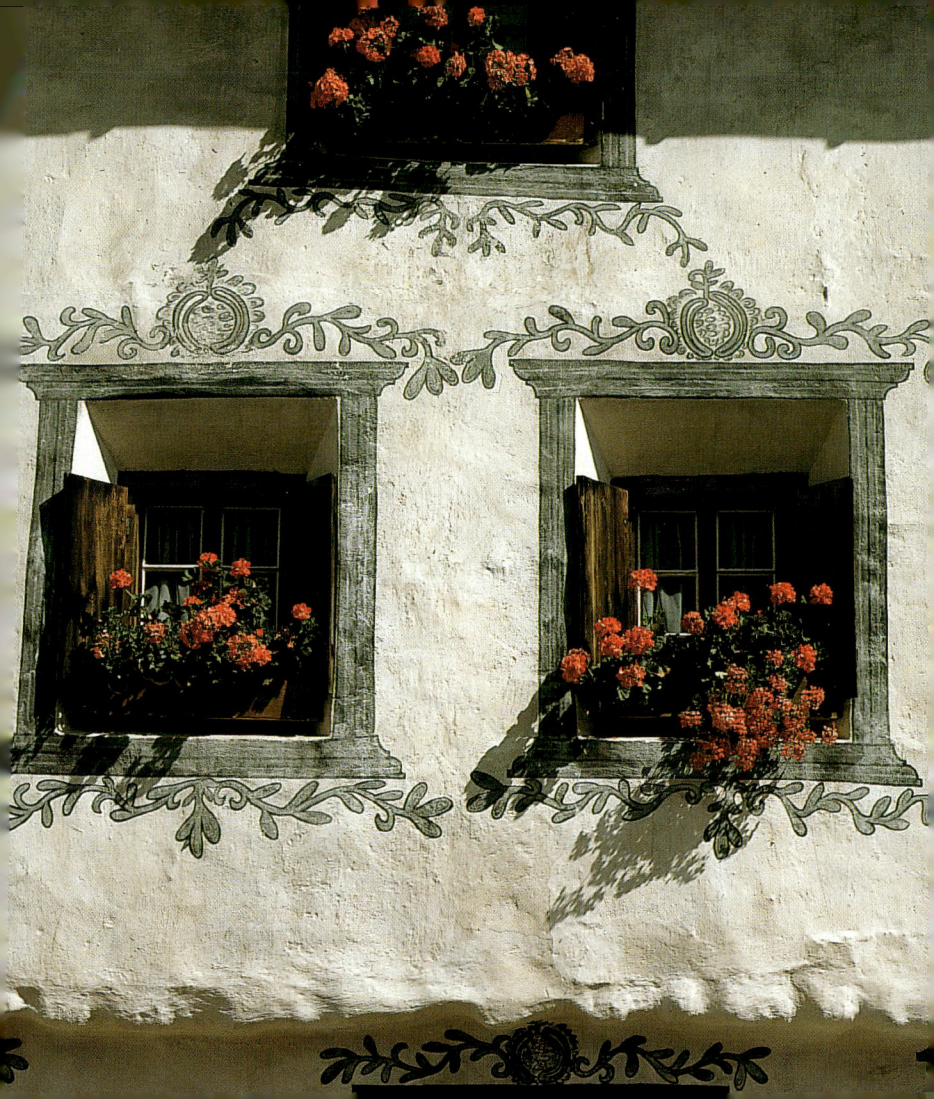

Spüre die Kraft der Natur

Eine lebendige Beziehung zur Natur wünsche ich dir. Wenn du ihre Schönheit und ihren Reichtum zu schätzen weißt, kannst du dich geborgen fühlen im Leben, erfährst dich als Teil des Ganzen.
Im Wandel der Jahreszeiten ist es dir möglich, Kraft zu schöpfen. Bewahre dir ein Verständnis für ihre Bilder und Zeichen.

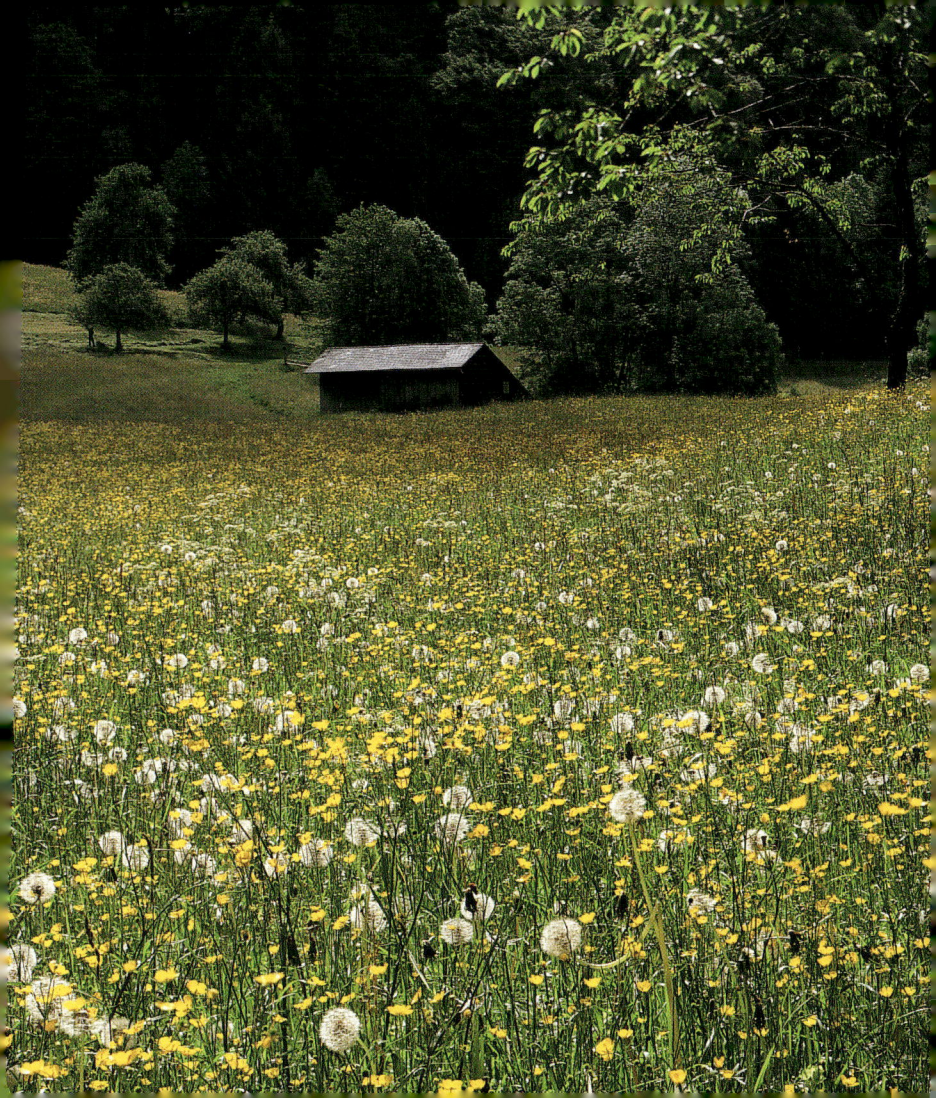

Das Geheimnis der Stille

Mein Wunsch an dich ist die Erfahrung der Stille. Du wirst frei für das, was man nicht in Worte fassen kann, und findest zu einer inneren Ruhe. Sie lässt deine Seele Atem holen und bringt dich der Quelle des Lebens näher. Du spürst etwas vom Sinn des Daseins und der dir eigenen Berufung. Aus dem Geheimnis der Stille entspringt dein inneres Gleichgewicht.

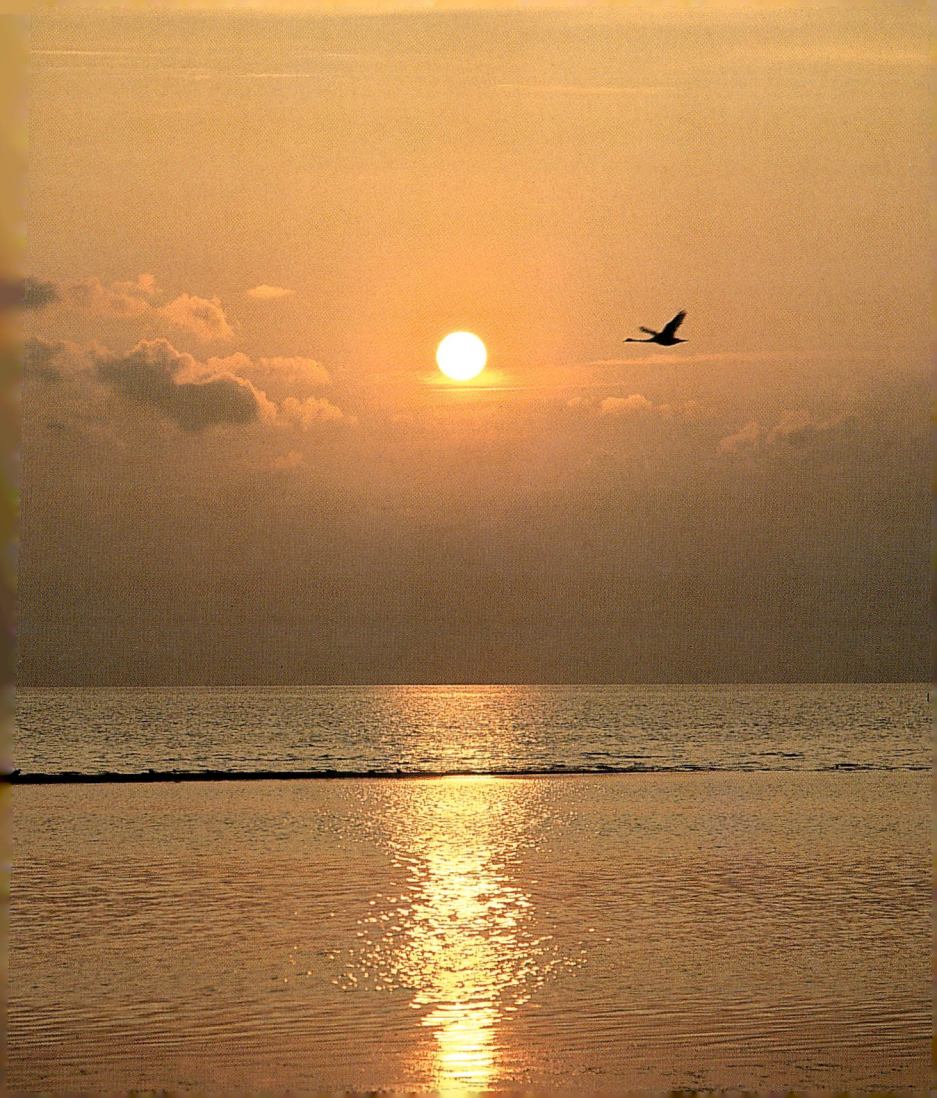

Der Wert der Freundschaft

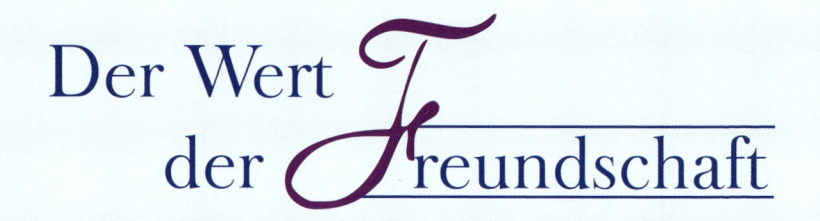

Geht es einem Menschen nicht gut, wird jede Freundschaft auf eine Probe gestellt. Ich wünsche dir in schweren Situationen die Zuwendung vertrauter Menschen. Pflege deine Beziehungen zu ihnen wie deine Gesundheit. Beides ist kostbar und bedarf besonderer Aufmerksamkeit, um tragfähig zu bleiben.

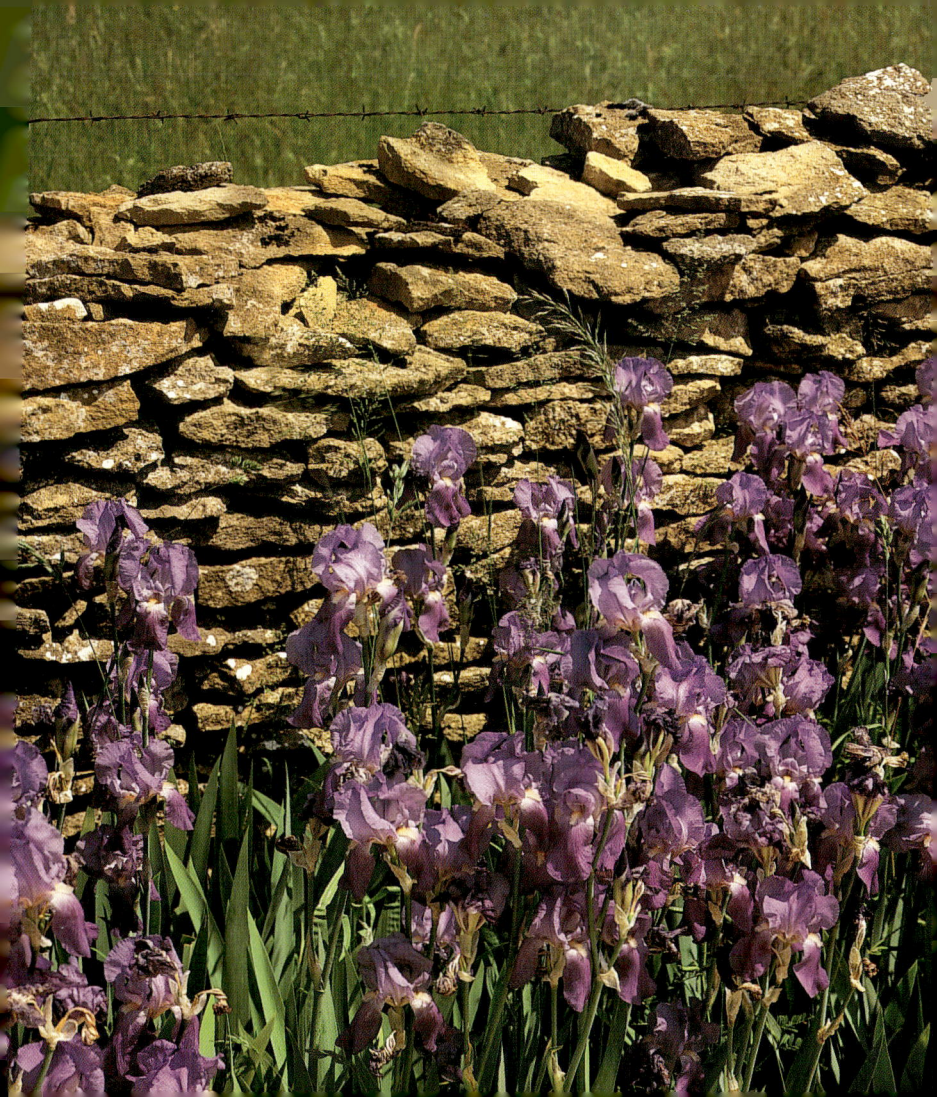

Werde Mensch

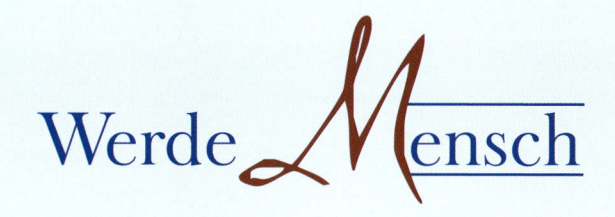

Wer selbst einmal die Zuwendung anderer erfahren hat, bekommt einen wachsameren Blick für die Menschen in seiner Umgebung. Ich wünsche dir Verständnis für die Sorgen derer, die dir begegnen. Wenn wir uns einander zuwenden, werden wir im besten Sinne menschlich. Habe den Mut, die Initiative zu ergreifen, so kannst du erstaunlich viel bewirken.

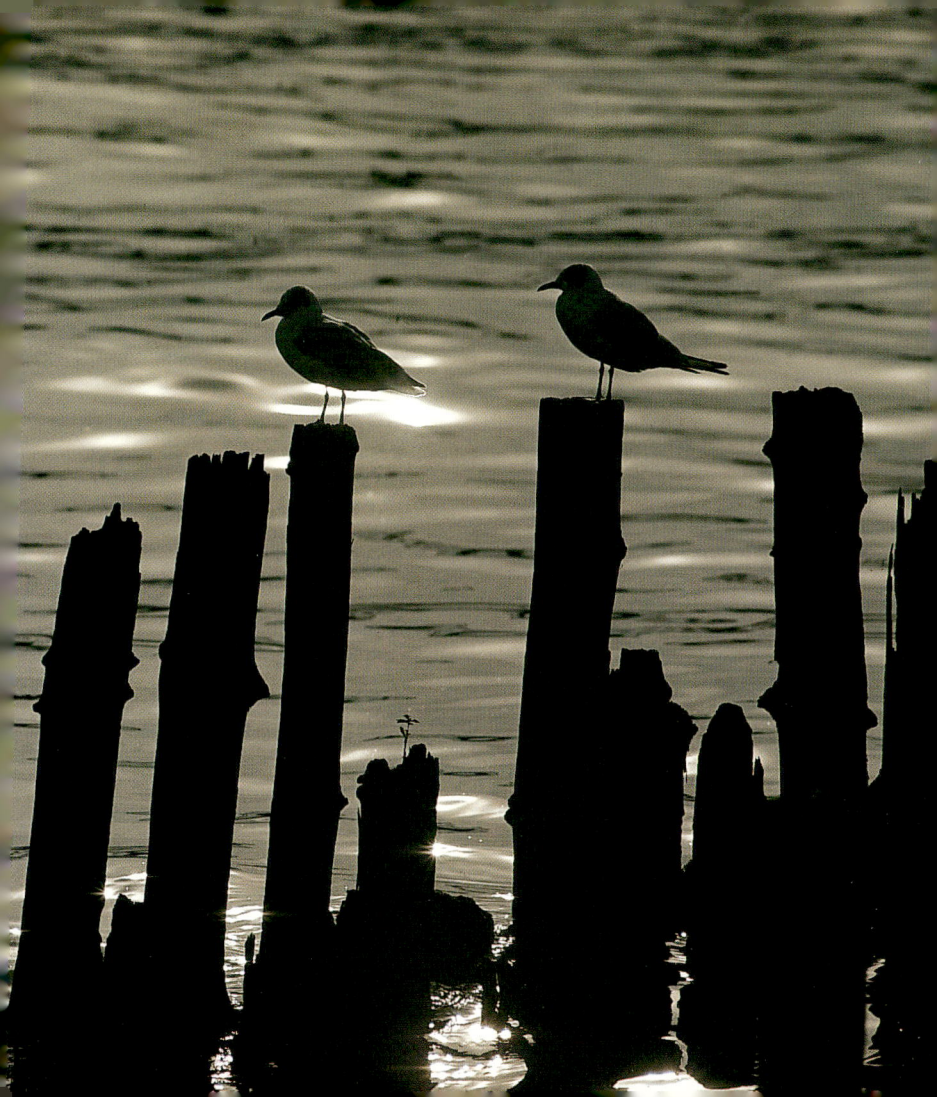

Es liegt in deiner Hand

Nimm dich mit allen körperlichen und geistigen Eigenschaften an. Wir sind nicht dafür verantwortlich, wer wir sind, aber wie wir es sind. Du kannst nicht immer verhindern, krank zu werden. Doch es liegt in deiner Hand, wie du wieder gesund wirst. Daher wünsche ich dir Zuversicht und Lebensfreude.

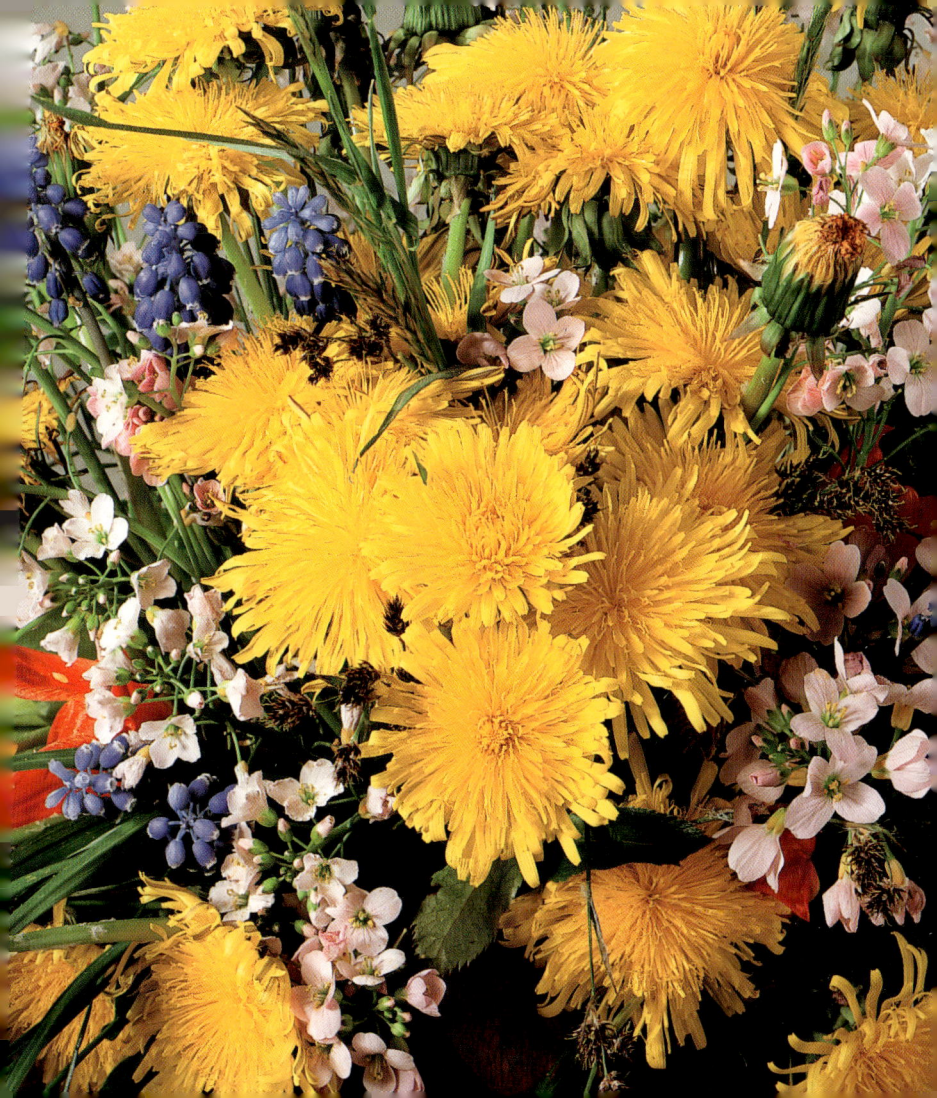

Von Thomas Romanus sind in gleicher Ausstattung erschienen:

Ich wünsche dir viel Glück
ISBN-13: 978-3-451-28993-4
ISBN-10: 3-451-28993-8

Ich wünsche dir Zeit für dich
ISBN-13: 978-3-451-28992-7
ISBN-10: 3-451-28992-X

Ich wünsche dir viel Kraft
ISBN-13: 978-3-451-28994-1
ISBN-10: 3-451-28994-6

Fotografie Einband: Manuela Wiedensohler

Alle Rechte vorbehalten – Printed in Italy
© Verlag Herder Freiburg im Breisgau 2006
www.herder.de
Herstellung: L.E.G.O. Olivotto S.p.A., Vicenza 2006
Gestaltung und Satz: www.schwarzwald-maedel.de

ISBN-13: 978-3-451-28995-8
ISBN-10: 3-451-28995-4